COMPTE-RENDU

DU SERVICE

DE LA CHIRURGIE DE L'HOTEL-DIEU

PENDANT L'ANNÉE 1818.

COMPTE-RENDU

DU

SERVICE DE LA CHIRURGIE

DE L'HOTEL-DIEU,

PENDANT L'ANNÉE 1818;

Par M. le Docteur MARX,

Médecin des épidémies du département de la Seine, chirurgien-adjoint de la prison de la Force, etc., etc.

PARIS,

IMPRIMERIE DE H. FOURNIER ET Cie,

RUE DE SEINE, N. 14 BIS.

1838.

COMPTE-RENDU

DU

SERVICE DE LA CHIRURGIE

DE L'HÔTEL-DIEU,

PENDANT L'ANNÉE 1818.

Sans cesse préoccupé du bien-être des malades confiés à ses soins, et voulant toujours améliorer la position et l'avenir des infirmiers et infirmières affectés à leur service, Dupuytren m'avait chargé en 1818 de lui faire des notes sur l'état de la chirurgie de l'Hôtel-Dieu : il m'avait indiqué l'ordre et l'esprit dans lesquels elles devaient être composées. Ces notes, il les arrangea et en soumit quelques-unes à M. Barbé-Marbois, membre du conseil-général des hôpitaux. Plus tard j'ai publié un de ces comptes moraux, concernant les consultations publiques et gratuites, dans le Répertoire d'Anatomie et de Chirurgie, que je dirigeais alors avec M. Breschet, cet homme si distingué et dont le savoir égale la bonté. Je viens de retrouver ce travail, et en l'imprimant je crois faire une chose utile et curieuse pour mes lecteurs, qui y verront ce qu'était en 1818 l'organisation et le mouvement du service de Dupuytren, dont l'Hôtel-Dien déplore chaque jour la perte irréparable. Je laisserai à d'autres le soin de décrire ce qu'il est aujourd'hui.

Disons d'abord quelques mots sur l'origine de l'Hôtel-Dieu. Fondé par saint Landry, évêque de Paris, en 660, l'Hôtel-Dieu reçut, à l'instar de presque tous les autres établissements institués à cette époque en faveur des pauvres, un nom qui indique sa pieuse destination, et qui annonce à tous ceux que le malheur, les maladies ou les infirmités ont affligés, la maison de Dieu. Malheureusement, la piété des fondateurs, plus fervents qu'éclairés, plaça souvent ces établissements sur le bord des rivières; ils crurent par là rendre plus commode le service de ces grandes maisons, et ils ne songèrent pas aux inconvénients de cette position. La commodité du service résultant du voisinage d'une grande rivière et la facilité de débarrasser ces maisons de leurs immondices pouvaient se rencontrer ailleurs, et l'humidité froide qui en résulte ne pouvait être corrigée qu'avec les plus grandes difficultés : c'est là le grand inconvénient des hôpitaux placés immédiatement sur le bord des rivières. La plupart des hôpitaux qu'on nomme Hôtels-Dieu étaient aussi placés près des métropoles et dirigés alors par des prêtres. L'origine de cet usage remonte au concile d'Aix-la-Chapelle, en 816. On lit dans les statuts de la règle des chanoines, qui furent dressés à la demande de Louis-le-Débonnaire : « Les évêques établiront un hôpital pour recevoir les pauvres, et lui assigneront un revenu suffisant aux dépens de l'église. Les chanoines y donneront la dîme de leurs revenus, même des oblations, et un d'entre eux sera choisi pour gouverner l'hôpital sous le point de vue temporel. Les chanoines iront, en carême, laver les pieds des malades : c'est pourquoi l'hôpital sera situé de telle manière qu'ils puissent y aller aisément. »

L'Hôtel-Dieu, placé au centre de Paris, a subsisté jusqu'à ce jour à cause de sa position, de sa masse et de l'impossibilité où l'on était de le remplacer : il subsistera désormais à cause de son utilité et des améliorations que l'administration générale des hôpitaux lui a fait subir, et qui l'ont rendu, grâce au zèle et à l'activité si bien entendus de M. B. Desportes, un des hôpitaux les mieux ordonnés de la capitale, tant que le centre de Paris, après avoir été l'objet exclusif de l'attention et des soins, ne sera pas sacrifié à la circonférence. En effet, en admettant que tous les quartiers de cette immense cité aient un droit égal aux secours publics, ce serait violer ce principe que dépouiller le centre des secours auxquels il a droit, pour les donner à la circonférence.

Le centre de Paris, considéré comme un quartier, n'a pas moins de droits que les autres, et il a de plus cet avantage que sa position centrale lui permet d'offrir des secours à tous les autres quartiers beaucoup plus facilement qu'il ne peut être secouru par chacun d'eux.

Peu d'établissements ont subi, en aussi peu d'années, des améliorations plus nombreuses et plus importantes que celles faites à l'Hôtel-Dieu. L'étranger qui l'a vu autrefois et qui le revoit aujourd'hui, celui qui ne le connaît que par les déclamations dont il fut long-temps l'objet de la part de certains philantropes, ont également peine à le reconnaître.

Voici le tableau que les administrateurs eux-mêmes en ont tracé à la tête des comptes qu'ils rendaient au public il y a deux siècles.

« Qu'on se représente une longue enfilade de

salles contiguës, où l'on rassemble des malades de toutes espèces, et où l'on entasse souvent trois, quatre, cinq ou six dans le même lit, les vivants à côté des moribonds et des morts; l'air infecté de cette multitude de corps malsains, portant des uns aux autres les germes pestilentiels de leurs infirmités, et le spectacle de la douleur, de l'agonie et de la mort de tous les côtés offert et reçu. » Voilà le tableau de l'Hôtel-Dieu pendant plus de onze siècles qu'il a existé dans l'emplacement où il est, successivement accru, enrichi et assaini.

Des bâtiments abattus, une libre circulation assurée à l'air autour de ce vaste édifice, une entrée plus digne et plus conforme aux besoins, des moyens de circulation assurés pour le service intérieur, la réduction du nombre des salles, et celui des lits dans chaque salle; un accès plus facile à l'air donné aux différentes salles, les services régularisés, l'ordre, la propreté, la célérité établis dans chacun d'eux, sont autant de bienfaits dont les pauvres ont à remercier le Conseil-général.

Parmi toutes ces améliorations, les unes sont communes à toutes les parties de cet établissement, les autres sont propres à la chirurgie. Sans doute, tout n'est pas encore arrivé au dernier degré de perfection qu'on doit atteindre un jour. En disant ce qui est amélioré, je dirai aussi ce qui attend l'amélioration. Animé par le désir du bien, je reconnais le bien qui s'est fait, sans flatterie, et j'indiquerai sans aigreur ce qui reste à faire.

Le nombre des lits affectés au service de la chirurgie a été diminué, et réduit successivement depuis deux ans de 263 à 224 (différence en moins de 39), dont 161 lits pour les hommes et 63 pour les femmes. Par là, ils se trouvent plus écartés, chaque malade dispose d'un plus grand espace, et a un plus grand volume d'air à respirer.

Autrefois, les malades étaient répartis entre deux départements, Saint-Paul et Saint-Jean, l'un pour les hommes, l'autre pour les femmes.

Aujourd'hui, ils le sont entre trois, deux pour les hommes, Saint-Bernard et Saint-Paul, et un pour les femmes, Saint-Jean; ils sont pourvus chacun d'un service particulier, ce qui met les secours plus à la portée des besoins des malades. Dans la salle des femmes, il n'y a des lits que sur les côtés; dans celles des hommes, il y en a sur les côtés et au milieu.

Tous les lits rangés sur les côtés sont pourvus de ciels et de rideaux d'hiver et d'été; ceux du milieu n'ont ni ciels ni rideaux.

Le nombre des lits affectés à la chirurgie pourrait encore être réduit à 200 : alors disparaîtraient les lits sans rideaux, mais alors aussi le froid des salles serait plus grand et exigerait un système de chauffage moins économique.

Toutes ces salles de chirurgie ont subi d'importantes améliorations, tant dans leur solidité, dans leur salubrité que pour la facilité du service; plusieurs ont reçu des appuis nécessaires ou plus convenables ; dans toutes, les croisés ont été ouvertes, agrandies ou abaissées.

La température des salles de l'Hôtel-Dieu a dû subir et a subi, en effet, de grandes modifications, par suite de celles qui ont été apportées dans la disposition de l'hôpital. Le système de multiplier les ouvertures pour donner un libre accès à l'air est bon, sans aucun doute, mais il a cependant des inconvénients. L'ancien système avait évidemment pour but de fermer autant que possible tout accès à l'air dans les lieux occupés par les malades, d'où résultait, il est vrai, une température plus élevée et plus constante, mais d'où résultait aussi une concentration de toutes les émanations et de tous les miasmes qu'exhalent les corps des malades, une odeur nauséabonde et le développement de fièvres putrides et malignes, de pourriture d'hôpital, etc., etc.

Mais en multipliant les croisées, en les élevant jusqu'au plafond d'une part, en les abaissant jusqu'aux planchers, d'une autre part, on a transformé l'Hôtel-Dieu en une maison de verre dont la perméabilité lui permet de recevoir avec la plus grande promptitude et la plus grande facilité l'influence des qualités diverses de l'atmosphère extérieure et surtout de sa température; d'où il est résulté un abaissement sensible, des variations très grandes dans la température des salles et une augmentation prodigieuse dans le nombre des affections inflammatoires, maladies dont la gravité compense, si elle ne dépasse même celle des autres maladies. On peut cependant par une heureuse alliance profiter des avantages attachés à l'un et à l'autre des deux systèmes, en évitant leurs inconvénients.

A ces inconvéniens il faut encore ajouter la funeste pratique du lavage des salles, qui continue à être en vigueur dans plusieurs départements de la chirurgie, malgré tous les efforts que fit autrefois Desault et malgré tous ceux que M. Dupuytren a tentés depuis quelques années pour la faire cesser. Il n'existe pas dans les hôpitaux de question de salubrité qui soit plus importante et plus digne de fixer l'attention des administrateurs.

Cette pratique est le résultat d'un instinct de propreté mal entendu et mal dirigé, d'une habitude routinière qui se transmet journalièrement d'une religieuse à l'autre, sans que la raison ni l'expérience des fâcheuses conséquences de ce lavage puissent leur ouvrir les yeux et vaincre leur obstination. Le lavage des salles, en mettant en évaporation une plus ou moins grande quantité d'eau, produit précisément cette constitution froide et humide et ramène les dangers qu'elle fait courir aux malades, chaque fois qu'elle est opérée. Est-il fait dans les jours pluvieux, les malades ne sauraient l'éviter au dehors non plus qu'au dedans des salles ; est-il fait dans les jours secs, on détruit l'influence salutaire de cette dernière constitution, et on prolonge au dedans des salles la constitution humide avec tous ses inconvénients.

Nous nous sommes vingt fois assurés que le thermomètre baisse constamment de trois degrés centigrades dans les salles où le lavage vient d'être pratiqué ; que l'hygromètre s'y élève tout à coup de quinze ou vingt degrés. Cette influence du lavage des salles sur la température de l'air, qu'il abaisse, et sur son humidité, qu'il augmente, se prolonge constamment pendant deux, trois ou un plus grand nombre de jours.

Mais nulle part l'influence pernicieuse de ces lavages n'est aussi grande que dans les salles consacrées au service de la chirurgie, où les pansements, répétés deux fois par jour, obligent à mettre, et à tenir, pendant quelque temps, à découvert des parties plus ou moins considérables du corps des malades. Ni les rideaux dont les lits sont environnés, ni les couvertures, ne sauraient les en préserver. La vérité veut que je dise que toutes les religieuses cheftaines ne tiennent pas également à cette dangereuse pratique; qu'il en est une (madame Sainte-Marthe) qui unit à un zèle éprouvé dans toutes les circonstances une raison éclairée et qui a toujours su se rendre à l'expérience. Aussi, depuis long-temps ne fait-elle plus laver ses trois salles, et y trouve-t-on une température plus douce, plus égale, et y voit-on beaucoup moins de maladies inflammatoires et d'accidents produits par les obstacles apportés à la transpiration.

Médecins et observateurs, tout le monde s'accorde à dire que le froid uni à l'humidité forme la plus incommode et la plus nuisible de toutes les constitutions, et met les corps sains dans un état de malaise; qu'elle les expose à un grand nombre de maladies, et surtout qu'elle aggrave toutes celles qui existent déjà. Il est rare que pendant la durée de cette constitution, tout artificielle, plusieurs malades n'éprouvent pas des douleurs internes suivies de frisson, de fièvre, et de tout l'appareil des symptômes propres aux inflammations des organes renfermés dans la tête, le ventre ou la poitrine. Mais c'est surtout chez les malades qui ont subi de grandes opérations, et au moment de la fièvre traumatique, chez ceux qui sont affaiblis par des pertes de sang ou par des suppurations abondantes, que ces accidents se manifestent, et avec le plus de violence.

Il n'y a qu'un seul moyen de faire cesser ces inconvénients, c'est qu'un arrêté du Conseil général des hôpitaux ordonne de mettre en couleur et de frotter les salles. Forts de cet arrêté, les chefs auxquels le service de santé est confié sauront bien empêcher les lavages, et si, malgré cet arrêté et leurs remontrances, l'abus se reproduisait, il faudrait le réprimer par un exemple sévère.

Trois internes sont chargés de la tenue des registres de mouvement et de la confection des tableaux de maladies qui en sont le résultat : ils tiennent aussi les cahiers de visites pendant que M. Dupuytren fait le service. Il y a un interne par département de 60 à 90 lits.

Les registres de mouvement ont pour but de faire connaître les dates d'entrée, les noms et prénoms, l'âge, le sexe, l'état civil, la profession, le lieu de naissance et la demeure actuelle des malades ; le nom et la nature, la marche, le traitement, les terminaisons des maladies, la date de la mort ou de la sortie. Les tableaux forment le résumé de ces registres.

Deux internes sont attachés à chaque département pour le service immédiat des malades : ils ont chacun un rang de 25 à 40 lits. Ils sont en outre chargés de rédiger les observations les plus remarquables, qu'ils consignent sur un registre particulier.

Un interne est chargé du service des ouvertures cadavériques, dont le résultat est consigné sur un registre destiné à recevoir l'histoire circonstanciée de chaque autopsie, avec l'histoire de la maladie qui a précédé la mort.

Les registres d'observations et celui des autopsies sont une addition faite par M. Dupuytren aux obligations imposées aux élèves internes par les règlements du Conseil général des hôpitaux.

Tous ces registres, tous ces tableaux, toutes ces observations sont scrupuleusement examinés, vérifiés et corrigés tous les dimanches : ils ont été tenus par MM. Bourgery, Duclos, Lacombe, Caillard, Leroy, Robouam, Rousseau, Sanson, Leperrey, Mathieu, et par moi. Ils contiennent près de cinq cents observations, plus ou moins remarquables, qu'on n'eût jamais pu recueillir ou dont un grand nombre eût été perdu, sans l'intérêt de devoir, d'instruction et d'amour-propre qui lie chaque interne à la bonne tenue de son registre. Quelquefois M. Dupuytren, lorsqu'il était mécontent du travail, ou que le travail était arriéré, suspendait les traitements de l'interne jusqu'à ce qu'il eût terminé ou perfectionné ce qu'il avait à faire.

Avant M. Dupuytren, les ouvertures des cadavres étaient faites sans règle, sans ordre, sans uniformité et presque sans fruit. Depuis la création du service des autopsies, elles sont devenues un travail très important par son étendue et son exactitude. Les résultats de ces ouvertures, faites presque toujours en présence et sous la direction de M. Dupuytren, sont consignés sur le registre à la suite des symptômes des maladies. Par ce moyen, les autopsies reçoivent des observations une lumière qu'elles ne tardent pas à réfléchir sur ces dernières, et si les ouvertures sont rendues plus précieuses par l'histoire des maladies, celle-ci est complétée dans sa partie la plus positive par l'ouverture des corps. Le chirurgien en chef qui a dirigé les traitements, les internes et les externes qui l'ont secondé, les étudiants qui ont été témoins de leur administration et de leurs effets, puisent dans ces ouvertures une source féconde d'instruction, qu'on ne trouve dans aucun autre hôpital au même degré. C'est, je dois le dire, presque à M. Alphonse Sanson et à M. Rousseau seuls que la création de ce service est due. L'idée en vint à M. Sanson, elle fut proposée à M. Dupuytren, qui, jugeant de suite son importance, l'adopta.

Quarante externes sont répartis entre les onze services dans la proportion de leurs besoins et de leurs charges.

Chaque jour, M. Dupuytren fait deux visites, sans aucune exception, dans chaque salle : la première de 6 à 9 heures du matin, la deuxième de 6 à 7 du soir.

Chaque matin, un appel des élèves est fait, au commencement de la visite. Tous les élèves absents sont notés ; les feuilles de présence sont envoyées chaque mois, signées par M. Dupuytren, à l'administration générale, et quand, dans le mois, un élève interne ou externe manque trois fois, sans la permission du chef, il est renvoyé dans un autre hôpital.

Tous les dimanches, M. Dupuytren, après l'appel, passe en revue les trousses des internes, les appareils des externes, et lit avec une scrupuleuse attention toutes les observations recueillies sur les registres de mouvement, sur ceux des rangs, des autopsies, et de la consultation publique.

Le nombre des malades qui ont été reçus en 1818 a été de 2,353, dont 1,622 hommes et 731 femmes. La durée moyenne du séjour des hommes a été de 29 jours 1|1000; celle des femmes, de 32 jours 89|100. J'aurais voulu pouvoir indiquer sur ce total ceux des malades qui ont été admis par le bureau central d'admission, ceux qui ont été reçus d'urgence par les chirurgiens de garde ou par le médecin sédentaire, qui ont été transférés des salles de médecine, ou qui ont été envoyés d'autres hôpitaux, du dépôt de la préfecture de police ou des prisons.

Un amphithéâtre nouveau, plus vaste et, sous plusieurs rapports, plus commode que le précédent, a été construit; il est placé dans une pièce à l'entrée même de l'hôpital; son étendue en surface est de 1,261 pieds; il se trouve entre deux autres grandes pièces, dont l'une est consacrée à la réception des malades, et l'autre forme la salle des consultations de médecine. Tous les passages qui conduisent à l'amphithéâtre sont indépendants des salles; et quoique situé de manière à ne plus entendre, pour la tranquillité des malades, les personues qui s'y rendront, il n'est pas éloigné des salles de chirurgie, d'où les blessés peuvent être apportés et remportés facilement.

L'amphithéâtre est de forme demi-circulaire, s'élargissant sur les côtés. Il peut contenir 400 personnes assises. M. Dupuytren est placé au centre, ayant derrière lui trois grandes croisées qui éclairent cette salle. Quoique simple, son architecture est d'un ensemble agréable et offre des détails bien entendus. M. Dupuytren lui reproche cependant d'être mal éclairé, et de ne pas élever assez les élèves au-dessus les uns des autres.

Une leçon sur la chirurgie clinique ou pratique est donnée publiquement tous les jours, hors le jeudi et le dimanche, à l'issue des visites, par M. Dupuytren. Ces leçons ont pour but de mettre sous les yeux des nombreux élèves, dans le cours de l'année, les exemples des espèces de maladies que le nosologiste n'expose qu'en théorie.

Les maladies les plus communes, les plus ordinaires, sont celles qui ont été le plus souvent et le plus long-temps le sujet des leçons, comme étant les plus importantes à connaître. Les maladies rares et curieuses ont été exposées seulement comme complément de l'instruction. Douze, quinze ou vingt malades faisaient le sujet de la leçon de chaque jour; ces malades étaient ordinairement désignés par M. Dupuytren pendant le cours de ses visites; quelquefois aussi ils l'étaient par les élèves. Mille malades à peu près faisaient le sujet des leçons cliniques pendant le cours de l'année. La constitution et la profession des malades, les causes éloignées, prochaines ou déterminantes, des maladies; l'état de celles-ci et la détermination de leur espèce lors de l'entrée des malades à l'hôpital; leur pronostic, leur marche, leurs transmutations, leur issue; les indications curatives qu'elles ont présentées, les effets des moyens chirurgicaux ou thérapeutiques employés; l'examen des malades qui ont été guéris, au moment où ils vont quitter l'hôpital; l'ouverture publique du corps de ceux qui ont succombé; enfin, les consultations publiques données aux malades du dehors, telle est la marche qui a été suivie.

Une méthode a été fréquemment employée, c'est celle qui consiste à faire alternativement l'exposition détaillée des cas particuliers et celle des cas analogues en masse.

L'influence des saisons et des constitutions, encore plus marquée dans les maladies qui sont du domaine de la chirurgie que dans les autres, a été soigneusement indiquée. Les effets de cette influence sur les suites des opérations diverses, de la cataracte, de la pierre, de la hernie étranglée, et généralement de toutes les opérations et autres maladies chirurgicales ont été étudiées avec une attention toute particulière. Le nombre des auditeurs a constamment été de trois à quatre cents à chaque leçon ; et, par l'effet du mouvement de rotation qui fait passer les élèves d'une étude, et d'un hôpital à l'autre, mille élèves environ ont été admis dans le cours de l'année à cette instruction clinique. L'examen des malades, les traitements, leurs effets, les opérations, l'ouverture des corps, la consultation gratuite, tout a été public, rien n'a pu être caché, dissimulé ou seulement atténué.

Toutes les opérations sont faites publiquement. Presque toutes l'ont été le matin et à l'issue de la leçon. Quelques-unes, commandées par le temps et par les circonstances, l'ont été le soir pendant la visite. Parmi ces dernières, on doit compter les hernies étranglées, dont la réduction ne souffre aucun retard; cependant le plus grand nombre a été pratiqué à l'amphithéâtre. D'autres l'ont été au lit des malades ; telles ont été les hernies et les réductions de fracture, les cataractes. La première manière est plus commode pour l'opérateur; mais elle expose les malades à tous les inconvénients des transports. La deuxième manière est moins commode pour l'opérateur, qui est gêné dans tous ses mouvements; elle est plus commode pour le malade opéré, et nuisible aux malades voisins, dans l'aine desquels elle porte le trouble et l'effroi.

ÉNUMÉRATION DES DIFFÉRENTES OPÉRATIONS PRATIQUÉES.

Ouverture d'abcès à la suite de phlegmons ou d'érysipèles phlegmoneux....................		300
Opérations des fistules à l'anus..		16
Tous ces malades ont guéri.		
Ligatures d'artères : carotide, fémorale, radiale, par suite de plaie ou d'anévrisme................		7
Tous ces malades ont guéri.		

CATARACTES.

Par abaissement.............		57
Ont réussi complètement......	38	
Incomplètement ou plus tard..	12	
N'ont pas réussi.............	7	
Par extraction......		3

A réussi	1	
Ont échoué	2	
Pupilles artificielles	3	
Ont réussi	2	
échoué	1	
Excision de la peau pour renversement des paupières en dedans		9
Ont réussi		9
Excision de la conjonctive pour renversement des paupières en dehors		5
Guéris	5	
Tumeurs et fistules lacrymales		4
Guéris	4	
Hernies étranglées		44
Réduites par le taxis	14	
Opérées		27
Guéries	14	
Non guéries	13	
Morts non opérés		3
Total des guéris par le taxis ou par opération	28	
Luxations		26
Réduites	26	

Parmi ces luxations, une du fémur en haut et en dehors depuis soixante-dix-huit jours.

Malades affectés de fractures . . . 137

Nombre d'os fracturés 178

Sur ce nombre :

Fractures du fémur 26
— du bras 18
— des deux os de la jambe en même temps 14
— du tibia isolément . . . 11
— du péroné 13
— des deux os de l'avant-bras 7
— du radius 16
— du cubitus 2
— de l'olécrane 2
— de la clavicule 12
— de la rotule 3
— du crâne 7
— des vertèbres 2
— des côtes 38
— du tarse 2
— du carpe 1
— du métatarse 1
— des phalanges 2

Séquestres enlevés 24

Caries opérées par le trépan, la rugine ou la gouge 16

Calculs urinaires 7

Extraits..........a.........	7	
Guéris....................	5	
Morts........	2	
Hydrocèles opérés par injonction.		9
Guéris...............	9	
Opérés par incision........		1
Guéri...............	1	
Paraphymosis..........		8
Réduits par compression......	5	
Par compression et incision....	3	
Guéris...............	8	
Polypes des fosses nasales......		7
— du sinus maxillaire...		1
— dans l'oreille.......		1
— dans la matrice......		4
Guéris..............	12	
Mort..............	1	
Cancers opérés:		
Des paupières.........		1
Guéri..............	1	
De la lèvre inférieure.......		6
Guéris..............	6	
De la commissure des lèvres...		1
Guéri..............	1	
De l'amygdale..........		1
Guéri..............	1	
Sublingual..........		1

Guéri, mais avec récidive	1	
Des mamelles		17
Guéris	14	
Morts	3	
De la verge		1
Guéri	1	
Des grandes lèvres		
Ostéosarcômes		4
Opéré par amputation de la mâchoire supérieure	1	
De la mâchoire inférieure	1	
Extraction de la tubérosité maxillaire par incision de la joue et section de l'apophyse		1
Anus contre nature		3
Guéris	2	
Mort	1	
Résection des os du coude		1
Amputations	16	
— de cuisse	10	
— de jambe	2	
— du bras	2	
— d'avant-bras	1	
— de testicule	1	
Extraction de balle dans la tête de l'humérus	1	
Tumeurs érectiles		4

Guéries. 4

Tumeurs enkystées hydatiques. 5

Guéries. 5

Tumeurs polykystes. 2

Guéris. 2

Tumeurs fibreuses autour de la mâchoire inférieure. 3

Guéries. 3

En masse, 368 opérations chirurgicales ont été pratiquées, outre 178 fractures réduites et environ 300 ouvertures faites pour des abcès de diverse nature. Sur les 368 opérations, 228 ont guéri, ce qui établit une proportion de 5|8 2|228, ou, en d'autres termes, que cinq opérations sur huit ont été suivies de parfaite guérison. — Mais si on comprend dans les résultats les fractures et les ouvertures d'abcès, qui sont également des opérations chirurgicales, nous aurons 846 et 638 guérisons, ce qui fait trois guérisons sur quatre opérations.

Le nombre total des malades reçus dans les salles de la chirurgie étant de 2,353, comme nous l'avons déjà dit plus haut, celui des morts a été de 201, dont 127 hommes et 74 femmes. Sur ces 201 malades décédés, 20 sont morts dans les vingt-quatre premières heures de leur entrée à l'hôpital, et ne devraient pas être mis en ligne de compte avec ceux qui y ont été traités, et cette diminution réduirait encore la proportion de la mortalité.

Les maladies qui ont, absolument parlant, fait le plus de victimes sont les phlegmons érysipélateux; celles qui en ont fait le plus dans la proportion de leur nombre sont les brûlures, les hernies étranglées. L'inflammation, la suppuration et leurs suites ont été la cause presque constante de toutes les morts. Ces inflammations ont porté sur le péritoine à la suite des opérations de hernie étranglée, de la pierre, etc.; sur les plèvres, le poumon et le foie, à la suite des amputations et des extirpations de tumeurs de toute espèce; sur la membrane interne de l'estomac et des intestins, dans un grand nombre d'affections diverses, et en particulier à la suite des brûlures. Il n'est presque aucun corps sur lequel on n'ait découvert plusieurs causes de mort; le nombre de ces causes s'est élevé de 2, 3, 4, 5, 6, jusqu'à 7 et 8 sur le même individu; le nombre moyen a presque toujours été de 3 à 4, et sur les 201 malades décédés, plus de 800 causes de mort ont été trouvées.

Presque tous les désordres trouvés au moment de l'autopsie avaient été prédits d'avance, souvent même prévus avant leur apparition, sans pour cela avoir pu être prévenus. Les morts subites, au nombre de 7 ou 8, sont les seules dont on a le plus rarement découvert la cause. Il manque à ce service des autopsies un musée où puissent être disposées et conservées les pièces pathologiques, recueillies en très grand nombre, tant par M. Dupuytren que par les médecins de la maison, et qui, faute d'un espace où elles puissent être déposées, sont enlevées, disséminées, détruites ou perdues. Sans aucun doute, un musée à l'Hôtel-Dieu serait avant peu un des plus riches et des plus instructifs de l'Europe.

La leçon terminée, les opérations étant pratiquées, et les malades reportés dans leur lit, M. Dupuytren donne aux malades du dehors des consultations gratuites. Ces consultations sont une des institutions qui font le plus d'honneur et qui rendent le plus de services à l'humanité. Par elles, les derniers et les plus pauvres membres de la société se trouvent élevés au niveau des premiers et des plus riches. Que ces consultations soient données par des sociétés savantes, des hôpitaux, des bureaux de charité, quel que soit le but dans lequel elles sont faites, qu'un peu d'intérêt, d'ambition ou d'amour de la célébrité s'y mêle, qu'importe, ces consultations n'en sont pas moins un grand bienfait, elles ont quelque chose de charitable qui doit frapper tous les esprits droits et plaire à tous les cœurs bons et généreux.

La publicité des consultations données dans les hôpitaux a, sans doute, l'inconvénient d'écarter quelques pauvres, honteux d'exposer aux yeux d'une foule attentive et curieuse leur misère et leurs infirmités ; mais ceux-là encore sont sûrs d'obtenir les égards dûs au malheur et à la maladie, et nous avons souvent vu dans les consultations publiques M. Dupuytren aller au-devant de ces indigents par les plus louables prévenances, et leur réserver un moment d'entretien, duquel la foule des élèves était écartée. Si d'ailleurs la publicité de ces consultations a quelques inconvénients pour les malades, quels avantages immenses n'a-t-elle pas pour les auditeurs, empressés de s'instruire, d'imiter un jour le bel exemple que donnent les maîtres ! Et comme, en définitive, les lumières acquises par les élèves doivent servir un jour aux pauvres non moins qu'aux riches, il faut regarder comme un bien la publicité de ces consultations, dans lesquelles les malades servent à accroître dans les maîtres et les élèves des lumières qu'ils ne tarderont pas à réfléchir sur tous les malades. Heureuse réciprocité, dans laquelle on donne des deux côtés pour recevoir davantage encore, et dans laquelle les intérêts de l'humanité sont toujours les premiers servis.

D'ailleurs si la publicité heurte quelques malades honteux, elle est insuffisante pour éloigner quelques personnes aisées qui ne craignent pas d'employer à leur profit un temps, des soins, des conseils qui devraient appartenir exclusivement aux pauvres. Mais le moyen de distinguer, à travers le vêtement, le riche d'avec le pauvre véritable qui porte encore la livrée d'une fortune meilleure? Et du reste la charité doit-elle y regarder de si près?

Les consultations publiques et gratuites ont lieu sans doute dans tous les autres hôpitaux de Paris. Celles de M. Biett à Saint-Louis, de MM. Husson et Chomel à l'Hôtel-Dieu, ont acquis une grande et juste célébrité; mais nous devons nous borner à celles qui se donnent dans le service de M. Dupuytren.

L'hôtel-Dieu n'est rien moins que favorisé sous le rapport des localités affectées au service des consultations. Elles sont données dans le centre de la maison, ce qui a l'inconvénient d'introduire les étrangers dans l'hôpital, et par là d'entraîner quelques abus. En effet, malgré la surveillance exercée, on ne saurait prevenir l'entrée furtive des aliments qui causent la mort à tant de malades. Pour surcroît d'inconvénients, la pièce dans laquelle les malades qui viennent consulter se réunissent en attendant, précède immédiatement l'amphithéâtre des leçons, et l'environne de telle sorte que rien ne s'y dit, ne s'y fait, que les malades du dehors n'en soient instruits aussi bien que s'ils étaient dans l'intérieur et sur les bancs de l'amphithéâtre. Aucun malade ne peut y être opéré qu'il ne soit obligé de passer à travers la foule curieuse des étrangers qui remplit cette espèce d'antichambre. Aucune plainte, aucun cri de douleur, ne peuvent être proférés qu'ils ne soient entendus, recueillis et commentés par cette foule. Mais ce qui est plus fâcheux encore, c'est qu'aucune ouverture de cadavre ne saurait être faite sans que les corps ne passent au milieu des personnes attirées aux consultations, et, chose horrible à dire, sans qu'ils n'y restent quelques instants, ou du moins sans que les émanations de ces cadavres n'arrivent à l'odorat des malades, dont les yeux ont été déjà offensés par le spectacle d'une bière couverte d'un drap mortuaire. Enfin les consultations ont lieu dans l'amphithéâtre des leçons, ce qui permet, il est vrai, aux étudiants d'y assister et d'en profiter, mais ce qui gêne prodigieusement le service des leçons et celui des opérations, et oblige à débarrasser les lieux à la hâte et d'une manière incomplète, pour les accommoder tant bien que mal pour les consultations.

J'ai souvent entendu M. Dupuytren déplorer cette disposition des localités et mêler une juste critique aux éloges qu'il se plaît d'ailleurs à donner, en toutes circonstances, aux nombreuses améliorations que l'Hôtel-Dieu a subies depuis vingt-cinq ans. Suivant M. Dupuytren on pourrait faire cesser les inconvénients que nous venons de retracer, en transportant le service de la chirurgie sur le devant et à l'entrée de la maison, position qu'il doit occuper dans tout hôpital bien organisé; en plaçant l'amphithéâtre dans le local de la lingerie actuelle; en affectant à la salle des consultations quelques pièces assez éloignées de l'amphithéâtre pour que les malades ne puissent ni voir, ni entendre ce qui s'y passe, et en n'admettant le public et les élèves eux-mêmes à entrer soit à la salle des consultations, soit à l'amphithéâtre, que par des portes situées sur les côtés du vestibule de l'hôpital.

Malgré cette mauvaise disposition des localités, l'Hôtel-Dieu par sa situation au centre de la ville et d'un quartier populeux et pauvre, par son antique réputation, par la juste célébrité de ses chirurgiens en chef, par l'exactitude avec laquelle le service chirurgical y est fait, l'Hôtel-Dieu attire aux consultations gratuites de M. Dupuytren non seulement les habitants peu fortunés de la ville, mais encore ceux des départements voisins. Le nombre de ces malades est vraiment incroyable, et, en l'indiquant, nous avons besoin de pouvoir nous appuyer de l'autorité irréfragable des registres sur lesquels les noms de ces malades se trouvent inscrits avec un numéro d'ordre. Le nombre de ceux auxquels il est donné des avis écrits s'est élevé, l'an dernier, à 4,175. Celui des malades auxquels on a donné des consultations verbales, n'a pas été moindre. Huit ou neuf cents opérations plus ou moins importantes ont été pratiquées. Ce qui fait un total, vraiment prodigieux, de plus de dix mille.

Parmi ces malades, se trouve une foule d'individus affectés sans doute d'indispositions légères, mais parmi eux se trouvent aussi un grand nombre d'individus atteints de maladies graves ou susceptibles de le devenir si elles étaient négligées; leur concours augmente à de certaines époques, lorsque, par exemple, des endémies ou des épidémies se manifestent; aussi par leur moyen on peut se faire une idée de la constitution dominante avant qu'elle ait pu être développée sur les malades dans les hôpitaux; et j'ai souvent vu M. Dupuytren profiter des indications qu'ils fournissent pour accélérer ou retarder certaines opérations et diriger le traitement des maladies actuellement existantes dans l'hôpital. C'est parmi ces personnes que M. Dupuytren fait le choix des malades dont il peuple ses salles, et qu'il fait servir ensuite à l'instruction de ses nombreux élèves.

Les consultations publiques et gratuites de l'Hôtel-Dieu ont lieu tous les jours, le dimanche et le jeudi exceptés, à moins qu'il ne se présente quelque cas grave, car alors aucun avis, aucun secours n'est refusé. M. Dupuytren ne s'en laisse détourner par aucun devoir, par aucun soin particulier ; il est sans exemple qu'il ait pris sur les pauvres le temps que les riches réclament de lui, et si quelques circonstances impérieuses, telles que ses devoirs auprès du roi, l'obligent à y manquer quelquefois, il est remplacé par MM. Breschet et Sanson, dont le zèle et le talent sont au-dessus de tout éloge. Il n'y consacre pas moins d'une heure entière, et pendant ce temps on ne voit pas sans étonnement cinquante, soixante et quelquefois quatre-vingts malades fixer successivement l'attention du chirurgien en chef.

Un aide de clinique, accordé à M. Dupuytren par un arrêté spécial du conseil-général des hôpitaux, sans que cela puisse tirer à conséquence pour ses successeurs, un aide de clinique, choisi parmi les élèves qui ont remporté la médaille d'or des hôpitaux, et qui doit être renouvelé tous les deux ans, est attaché, avec plusieurs externes, au service de ces consultations. L'aide de clinique représente un interne, mais il n'en tient pas exactement lieu. Ces deux fonctions sont trop différentes pour être remplies par une seule personne. En effet, les fonctions d'un aide de clinique se rapportent à l'enseignement des élèves ; celles d'un interne au traitement des malades. Aussi voit-on souvent l'aide de clinique, occupé de l'un de ces devoirs, négliger l'autre malgré lui. Il y aurait avantage pour l'administration à accorder un interne qui serait exclusivement chargé du pansement des malades du dehors. De la sorte, un grand nombre de malades resteraient dans leur domicile et ne viendraient pas surcharger les hôpitaux et en augmenter la dépense.

Il est impossible sans doute que chacun des individus qui composent cette foule reçoive des avis également bons, également détaillés ; c'est, nous en convenons, un des inconvénients attachés à l'affluence extraordinaire dont nous avons parlé : elle est le résultat de l'exactitude et du soin avec lesquels ces consultations sont données ; c'est un mal qui naît en quelque sorte du sein du bien lui-même. Nous irons plus loin, et nous oserons dire que, dans l'impossibilité de saisir le véritable caractère de chacune des affections qui passent sous les yeux en un temps aussi court, il est possible que quelque erreur de diagnostic échappe soit à la précipitation, soit à la faiblesse humaine. Pour prévenir ces erreurs, il faudrait diminuer le nombre de ceux à qui les consultations sont données. Mais comment pourrait-on arriver à cette limitation sans se donner un air de partialité, d'arbitraire ou d'inhumanité ? Un moyen existe pourtant ; il consiste à régulariser le service des consultations dans les autres hôpitaux ; alors les malades, divisés et partagés entre un plus grand nombre d'établissements, cesseraient d'encombrer ceux où la régularité du service les appelle. Qu'on se rassure pourtant sur les suites des erreurs dont nous venons de faire entrevoir la possibilité : un homme doué d'un esprit droit sait s'abstenir d'un traitement actif et énergique dans les cas obscurs, et il sait prendre sur lui de ne prescrire, dans ces cas, que des remèdes sans inconvénients, jusqu'à ce que le véritable caractère du mal ait été saisi. C'est ainsi que nous voyons souvent M. Dupuytren renvoyer les malades à un nouvel examen, dans les cas obscurs et dans ceux où une erreur de diagnostic pourrait entraîner de fâcheux résultats.

On sentira aisément ce qu'a de pénible une aussi forte contention d'esprit, alors surtout qu'elle succède à une visite de deux cents malades, à une leçon d'une heure et à plusieurs opérations graves. Mais si ce travail exige une constitution forte et une grande habitude, il faut convenir qu'elle est pour celui qui s'y dévoue la source de très grands avantages ; c'est par là que le nom du chirurgien d'un grand hôpital arrive à la connaissance des pauvres, qui le désignent presque toujours à la confiance des riches : car les réputations solides en médecine vont toujours en montant des classes inférieures vers les classes supérieures ; c'est ainsi surtout qu'il acquiert cette promptitude, cette justesse dans le coup d'œil, cette sûreté, cette célérité dans les opérations, cette facilité dans les prescriptions qui distinguent le praticien exercé. Là encore il acquiert l'art de démêler, au milieu de récits insignifiants, incohérents, absurdes et souvent mensongers, la cause et la nature des maladies; l'art de distinguer l'erreur d'avec la vérité, l'accessoire du principal, d'arracher aux malades ce qu'il importe de connaître et ce qu'ils cachent souvent avec autant de soin que s'ils avaient intérêt à ce que cela fût ignoré; le tact qui fait reconnaître à la physionomie, à l'attitude d'un malade, à un symptôme insignifiant en apparence, les maladies les plus obscures : c'est ainsi qu'il acquiert une expérience anticipée, et, pour tout dire en un mot, c'est ainsi que se forment les hommes éminents en médecine et en chirurgie : c'est dans ces exercices, dans celui de l'enseignement et de la pratique dans les hôpitaux, que se sont formés Desault, Corvisart et M. Dupuytren lui-même. Applaudissons donc au courageux et opiniâtre dévouement qui fait sacrifier à de pénibles devoirs un temps que tant d'autres perdent dans les langueurs de l'oisiveté, ou qu'ils consacrent à de chétifs intérêts; mais reconnaissons que ce dévouement a bien aussi sa récompense dans la juste célébrité à laquelle il conduit sûrement, et hâtons-nous de le proposer comme un modèle à suivre, sinon à ceux qui font du devoir leur première loi, du moins à ceux qui prennent l'intérêt pour premier mobile de leurs actions.

Dirons-nous ce que les hôpitaux gagnent à ce que le service des consultations soit fait avec exactitude et régularité. Par elles, ils sont débarrassés d'une foule de malades qui sans cela les encombreraient. L'administration a bien senti ces avantages; aussi encourage-t-elle ces consultations gratuites. Toutefois, il est à regretter que l'exemple donné par les grands hôpitaux ne soit pas suivi dans tous; on assure que, dans quelques-uns, les chefs, pour esquiver ce devoir important, affectent de venir long-temps avant ou long-temps après l'heure fixée pour ces consultations; qu'ils sont partis, par exemple, à huit heures du matin, alors que les portes de l'hôpital ne sont ouvertes qu'à neuf heures pour les étrangers qui demandent des avis gratuits. L'administration elle-même n'est pas entièrement à l'abri de tout reproche : elle avait, à ce qu'on dit, fait connaître que la pharmacie fournirait gratuitement, sur le bon des médecins ou des chirurgiens, les remèdes et les appareils nécessaires aux plus indigents; or, si nos informations sont exactes, cette mesure est loin d'avoir reçu son exécution, et nous n'avons vu jusqu'à ce moment que les élèves externes et les registres affectés à l'Hôtel-Dieu à ce genre de service. Nous concevons les abus auxquels une pareille libéralité peut donner lieu; mais une administration éclairée doit les avoir prévus; et quand une semblable mesure a été prise, elle ne doit pas l'abandonner, elle doit s'appliquer à en prévenir ou du moins à en diminuer les inconvénients.

Il est inutile de dire les avantages que les malades retirent de semblables consultations. Là viennent se terminer, grâces à d'heureux conseils, des indispositions qui, négligées, auraient donné lieu à de sérieuses maladies; là sont terminés par de simples incisions une multitude de panaris, d'abcès, de phlegmons, d'anthrax, de furoncles; là sont opérées en un clin d'œil une multitude de fistules lacrymales, de tumeurs enkystées à la tête, que depuis fort long-temps M. Dupuytren traite par une incision simultanée de la peau et du kyste, et par l'arrachement de ce dernier; de tumeurs cancroïdes à la peau, d'arrachements d'ongles enfoncés dans les chairs; là sont réduites à l'instant beaucoup de luxations, de fractures auxquelles on applique un premier appareil, de hernies étranglées; là sont traitées des rétentions d'urine qu'on fait cesser par le cathétérisme, des maladies internes dont on règle le traitement. On y observe surtout un grand nombre de vices de conformation de toute espèce; là se voient une multitude de corps étrangers engagés dans les narines, les yeux, les oreilles, le pharynx, la trachée-artère, l'urètre, la vessie, le vagin, etc.; là viennent souvent incognito des jeunes gens affectés de mal vénérien, et qui, sans ce secours caché, se jetteraient entre les mains des charlatans; des jeunes filles qu'un moment d'égarement a rendues mères, et qui, sans les sages conseils qu'elles reçoivent, auraient recours à des traitements destructeurs ou se livreraient au désespoir.

On y voit surtout un nombre prodigieux d'inflammations aiguës et chroniques, d'engorgements glanduleux, de tumeurs blanches des articulations, de caries, de nécroses des os causées par la maladie scrofuleuse, le plus terrible de tous les fléaux qui sévissent sur les habitants des cités populeuses. Là trouvent, dans la cautérisation, un secours d'autant plus utile qu'il est plus prompt, les personnes qui ont été mordues par des chiens enragés; les personnes qui, pour avoir soigné des animaux malades ou avoir travaillé sur leurs débris, sont affectées des charbons, etc., etc.

Les élèves ont de tout temps suivi avec intérêt les consultations publiques des hôpitaux. Elles offrent en effet une image très exacte de ce qui se passe dans la pratique de la ville. La nécessité où est le maître de juger promptement et sûrement captive leur attention, et la multitude de cas qui se renouvellent sans cesse sous leurs yeux excite au plus haut degré et entretient leur curiosité. Au reste, les élèves qui assistent à ces consultations ont donné lieu à une remarque qui n'est pas sans intérêt, c'est qu'elles sont suivies principalement par ceux qui touchent à la fin de leurs études, par les docteurs nouvellement reçus, en un mot par ceux qui tendent de plus près vers la pratique. On les voit environner et interroger les malades, les présenter à M. Dupuytren, lui proposer même leur opinion sur la nature des maladies, sur les traitements qui leur semblent les plus convenables; on les voit écouter les questions qu'il adresse à son tour aux malades; suivre sa main dans les recherches, dans les opérations qu'il est obligé de faire; recueillir avec soin les prescriptions et les formules des médicaments qu'il ordonne; on voit, en un mot, que, prêts à exercer, ils cherchent à se familiariser avec les difficultés et les ressources de la médecine, et qu'ils préludent en quelque sorte à l'exercice de l'importante profession à laquelle ils vont se livrer.

A la tête de chaque salle se trouve une religieuse et une novice ; dans les salles d'hommes le service immédiat des malades se faisait par quatre infirmiers, un veilleur et une infirmière ; dans les salles de femmes par quatre infirmières, une veilleuse et un homme de peine ou infirmier. Destinés à vivre sans cesse avec les malades, à veiller auprès d'eux le jour ainsi que la nuit, à étudier, à prévenir leurs besoins et à y satisfaire, distributeurs des aliments et des médicaments, témoins journaliers de la marche des maladies, des efforts de la nature et des effets des remèdes, les infirmiers et les infirmières ont, sans contredit, la plus grande influence sur le bien-être des malades et sur le résultat des traitements qui leur sont ordonnés.

L'intelligence, la dextérité, la force, l'exactitude, la propreté, et surtout la douceur et l'humanité, sont des qualités sans lesquelles ils ne sauraient remplir avec succès leurs importants devoirs; ces qualités, requises dans les infirmiers en général, sont surtout indispensables à ceux qui sont attachés aux départements de la chirurgie où se trouvent réunies les maladies les plus graves, et où doivent être administrés tour à tour et à propos les secours les plus délicats de la chirurgie, et les remèdes les plus importants de la médecine.

Pour avoir des gens de service tels que nous venons de le dire, il faudrait qu'ils pussent être choisis, instruits, ou du moins, qu'à défaut d'instruction, ils eussent l'intelligence et l'habileté que donne l'habitude, laquelle ne peut s'acquérir qu'avec le temps; mais, qu'il s'en faut que les choses soient ainsi! l'attention du Conseil-général des hôpitaux, qui s'est portée avec tant de sollicitude et de succès sur diverses parties du service, ne saurait être appelée sur un objet plus important, et qui intéresse de plus près le bien-être et le salut des malades. Aucun choix n'est exercé sur les personnes qui se présentent pour être infirmiers; aucune instruction ne leur est demandée ou donnée; ils n'ont, et ne peuvent, dans la plupart des cas, acquérir aucune habitude pratique; presque tous en effet sont tirés de la dernière classe du peuple dont ils ont les habitudes, la malpropreté, l'ignorance et souvent les vices. Ils passent sans préparation des matières les plus grossières et les plus disparates aux soins si délicats qu'exigent les malades et les blessés. D'ailleurs, assez mal vêtus, mal nourris, et très médiocrement payés, ils envisagent leur emploi comme des *pis-aller*, et ne les gardent qu'en *attendant mieux ;* et, comme il n'est presque aucun qui ne trouve bientôt à faire ailleurs un emploi plus lucratif de ses moyens, on les voit entrer au service des malades lorsqu'ils sont sans moyens d'existence en ville, et le quitter aussitôt qu'ils en ont trouvé ailleurs. Les mutations qui résultent de ces causes passent toute croyance. La durée moyenne du séjour des infirmiers à Paris, à l'Hôtel-Dieu, est, suivant les saisons et les circonstances, depuis deux jusqu'à trois et quatre mois; quelques-uns y font, il est vrai, un plus long séjour, ceux-là sont retenus par l'habitude, une sorte de vocation, la confiance qui leur est accordée et quelquefois aussi par les bénéfices plus ou moins illicites qu'ils font auprès des malades. Il résulte surtout de la fréquence de ces mutations que les malades ne sont guère soignés que par des infirmiers novices, et qu'ils ont continuellement à souffrir du défaut de leur zèle et de leur expérience, et quelquefois même de leurs vices plus dangereux encore que le défaut de leurs qualités.

C'est parmi ces infirmiers d'un jour que se trouvent les déprédateurs du bien des pauvres ; ce sont eux qui donnent frauduleusement aux malades les aliments défendus, par lesquels sont occasionnées tant d'indigestions et tant de morts pendant la convalescence; ce sont eux qui, par insouciance et même quelquefois par malveillance, causent les dégâts qui ajoutent tant aux dépenses ordinaires et régulières de l'hôpital.

Un tel état de choses exige impérieusement un remède, et ce remède ne saurait être trop tôt appliqué au mal. Il n'existe qu'un moyen de parer à tant d'abus, et de rendre le service des infirmiers plus utile, c'est d'attacher ces hommes à l'hospice et à leur devoir par leur intérêt. Il suffirait pour cela d'un faible accroissement de dépense qui serait employé à améliorer leur condition journalière sous le rapport de la nourriture et des vêtements, à augmenter leur salaire dans la proportion des années de leur service, et surtout à assurer leur avenir. Ainsi, en partant de la somme qui leur est maintenant allouée, il faudrait augmenter leur salaire de dix francs par chaque année de séjour qu'ils feraient dans les hôpitaux de Paris jusqu'à concurrence de trois cents francs, ce qui laisserait encore leur salaire au-dessous de celui des domestiques les moins rétribués dans la ville qu'au bout de vingt ans. La première année de leur séjour dans l'hôpital serait un temps d'épreuve pendant lequel on jugerait de leur aptitude. On ne garderait que ceux qui auraient donné des preuves non équivoques d'intelligence et de zèle; ainsi s'exercerait un choix sans lequel il ne peut y avoir de bons service dans ce genre.

Assuré qu'on serait de la vocation et de l'aptitude de ceux qui resteraient, on s'appliquerait à leur inspirer le goût et à leur donner l'intelligence de leurs devoirs; et, les liens qui les attacheraient à l'hôpital devenant plus forts chaque année, on n'aurait pas à redouter de les voir quitter le service au moment où ils s'y trouveraient formés. Il faudrait enfin qu'après vingt ans de bons et irréprochables services, ceux d'entre eux qui seraient valides pussent conserver en se retirant la moitié de leurs appointements, et que ceux qui seraient devenus infirmes, pendant le temps et par le fait de leur service, fussent assurés d'obtenir la moitié de leur salaire avec une retraite dans un hospice.

www.ingramcontent.com/pod-product-compliance
Ingram Content Group UK Ltd.
Pitfield, Milton Keynes, MK11 3LW, UK
UKHW012300240726
13966UKWH00004B/1517

9 782012 880757